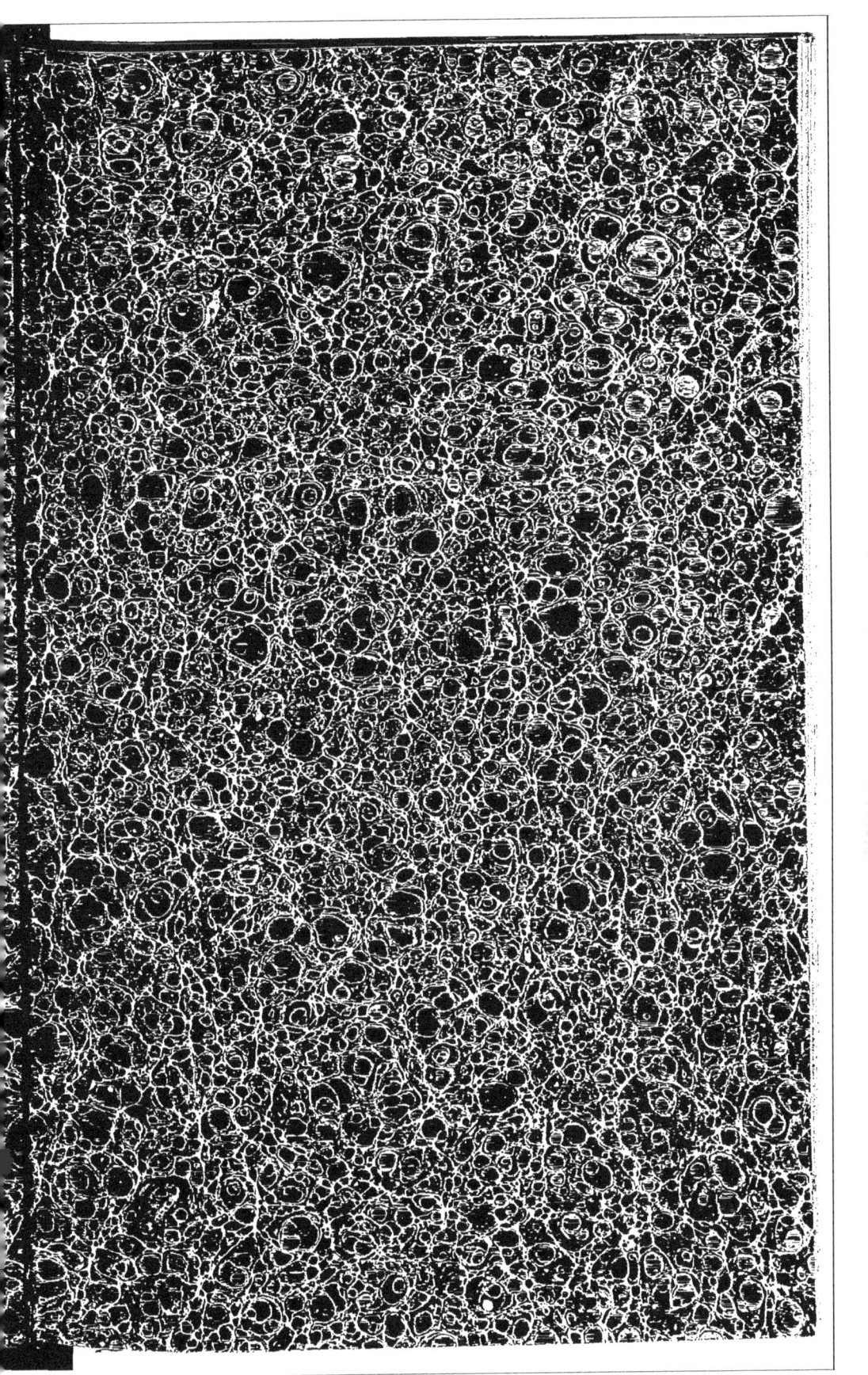

T a ^{43} 11

T 3240.
4. A. 1.

ICONOLOGIE

DE

L'ORGANE DE L'OUIE.

IMPRIMERIE DE C. FARCY,

Imprimeur de la Société royale Académique des Sciences,

RUE DE LA TABLETTERIE, N° 9, A PARIS.

ICONOLOGIE

DE

L'ORGANE DE L'OUIE,

PAR S. T. SOEMMERRING.

TRADUIT DU LATIN

PAR A. RIVALLIÉ,

Docteur en Médecine de la Faculté de Paris.

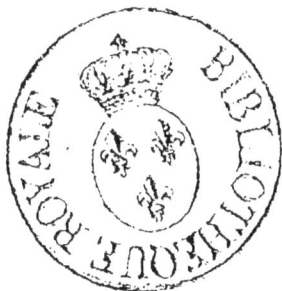

A PARIS,

CHEZ CREVOT, LIBRAIRE,

RUE DE L'ÉCOLE DE MÉDECINE, N° 3.

1825.

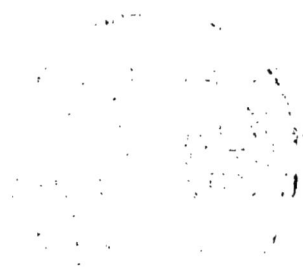

AVERTISSEMENT

DU TRADUCTEUR.

S. T. Soemmering, né à Thorn, le 25 janvier 1755, fut l'anatomiste le plus distingué de l'Allemagne. Ses nombreuses recherches ont fourni des notions précieuses sur le mécanisme et la nature de plusieurs lésions de nos organes. Ses immenses travaux ont répandu un nouveau jour sur l'anatomie pathologique et sur l'anatomie descriptive. Quoique les recherches de Sœmmerring aient une grande analogie avec celles de Camper, ses découvertes ont été portées plus loin que celles de ce dernier, probablement parce qu'il écrivait à une époque où la science avait fait plus de progrès.

Il occupera toujours une place distinguée entre les Hunter, les Meckel, les Scarpa, les Bichat, et tous les observateurs qui, comme eux, ont analysé la structure et les rapports des organes de l'homme.

Parmi les écrits de S. T. Sœmmerring, on peut citer comme les plus remarquables :

1°. L'*Iconologie*, ou Description des Embryons humains; *Icones Embryorum humanorum.* (Francfort, 1798, in-fol.) L'embryon est représenté avec une exactitude admirable, depuis le moment de la conception jusqu'à la quatrième semaine. L'auteur y a joint des observations instructives sur l'organisation du fœtus, et la manière de reconnaître, dès le temps le plus voisin de sa formation, le sexe auquel il appartient.

2°. *De morbis vasorum absorbentium.* (Francfort, 1795.) Dans cet écrit, il explique le rôle important que jouent les vaisseaux lymphatiques dans les maladies. Il s'efforce d'expliquer, par l'étude de leurs fonctions, le mouvement rétrograde de la lymphe, et les différences qui existent entre le squirrhe et le cancer.

3° En 1799, il publia, à Francfort, un ouvrage intitulé : *Tabulæ baseos encephali.* Ces planches, exécutées avec une rare perfection, ont pour objet spécial de représenter les différences les plus remarquables qui existent entre le cerveau de l'homme et celui des animaux. Sœmmerring y a soutenu aussi que les nerfs s'épaississent à mesure qu'ils se rapprochent de la surface du corps.

4°. En 1806, il publia l'*Histoire anatomique des organes des sens*, qui ont pour titre : 1° *Icones organorum humanorum olfactûs.* 2° *Icones orga-*

norum humanorum gustûs et vocis. 5°. *Icones oculi humani.* 4°. Enfin, *Icones organi auditûs humani.*

Cet important ouvrage contient un nombre prodigieux de détails de la plus haute importance ; c'est une source féconde à laquelle nos plus célèbres anatomistes modernes ont abondamment puisé.

La partie relative à l'œil a été traduite en français par M. Demours, eu 1820, in-4°, et placée en tête du grand ouvrage que cet illustre praticien a publié sur les maladies des yeux.

L'*Iconologie de l'organe de l'ouïe*, que nous avons entrepris de traduire en français, mérite tous les éloges qui furent prodigués à son auteur. Les moindres détails de l'organisation de cet appareil sont représentés avec une exactitude remarquable ; les artérioles de la lame spiroïde y sont figurés avec le plus grand soin. Nous n'avons rien négligé pour faire exécuter, de la manière la plus parfaite, ces beaux dessins. M. Blanchard, artiste distingué, nous a parfaitement secondé dans cette entreprise. Le format in-4° nous ayant paru plus commode, nous l'avons préféré à l'in-folio, qui se place difficilement dans les bibliothèques. Ce léger changement nous a obligé à doubler le nombre des planches, sans cependant intervertir l'ordre des numéros des figures.

Notre but, en reproduisant l'Iconologie de l'organe de l'ouïe, est de mettre tous les médecins à même de profiter de l'ouvrage le plus parfait qui existe sur cet important sujet. Son prix extrêmement élevé et sa rareté, nous ont déterminé à le publier, pour être placé à la tête d'un Traité de la Surdité, que nous ferons paraître incessamment, avec des observations sur les maladies dont les diverses parties de l'oreille peuvent être le siège, et quelques nouveaux moyens thérapeutiques pour les combattre.

PRÉFACE.

Je tiens enfin la promesse que j'ai faite depuis long-temps ; je produis au grand jour l'Iconologie de l'organe de l'ouïe. Plusieurs raisons assez puissantes m'ont déterminé à la présenter telle : je vais les déduire en peu de mots, pour montrer comment j'ai été entraîné dans ce genre de travail et prévenir les physiologistes dont les observations ne s'accorderaient pas avec ces dessins, de ne point précipiter leur jugement, et de bien examiner la route sûre mais pénible que j'ai parcourue pour découvrir toutes les formes des organes de l'ouïe.

Un savant de Gottingue, M. Lichtenberg, ayant appris avec quel soin scrupuleux je m'occupais de l'anatomie de l'oreille de l'homme et de la brute, m'invita par lettres, en 1791, à publier ces dessins dans une grandeur plus forte que nature, à l'usage des écoles de physique. Je me suis efforcé de répondre au vœu de ce savant distingué ; une heureuse circonstance a favorisé mon travail ; j'ai rencontré à Mayence, ville alors renommée pour sa tranquillité, son riche cabinet d'anatomie et sa bibliothèque considérable en livres et en estampes, j'ai rencontré, dis-je, dans le sieur Kœck un artiste aussi complaisant que propre à exécuter, sous ma direction, les moules qui ont servi de base à cet ouvrage.

J'ai d'abord montré à cet ingénieux ouvrier la structure réelle des organes de l'ouïe, considérés dans leur ensemble ou pris isolément ; nous avons ensuite comparé ensemble les dessins qu'en avaient donnés quelques anatomistes avec ceux que j'ai faits depuis long-temps; après un examen sérieux et détaillé, une comparaison réitérée avec l'original, nous nous sommes déterminés à transmettre au modèle la forme reconnue pour la plus véritable.

Mais pour obtenir la parfaite ressemblance de ces parties, c'était peu que de comparer entr'eux plusieurs modèles, nous avons cru encore devoir les figurer au-delà de leur grandeur naturelle, les découper en divers sens et les recomposer ensuite. Au reste, on fera bien de ne pas s'en tenir à étudier sur l'argile, si l'on veut considérer ce travail sous plusieurs aspects; toutefois c'est un nouveau moyen de faire des découvertes. Nous avons donc confectionné avec assez de peine, mais d'une manière large, des modèles frêles et fragiles, à la vérité, dont on pût se servir; nous avons en outre fabriqué des moules avec lesquels on eût la facilité de les renouveler, soit en cire, soit en plâtre.

On conserve un de ces modèles dans le Musée royal de Gottingue, un second à Utrecht. Si je ne craignais de manquer de modestie et d'abuser des lettres d'un ami, je prouverais facilement, par les propres expressions de M. Lichtenberg, que mon travail a mérité quelques éloges.

Plusieurs mois se sont ainsi écoulés dans ce genre d'occupations. Ne voulant pas abuser de la patience de M. Kœck, j'ai remis à un autre temps le soin de finir quelques modèles pour mon propre usage; mais par malheur les moules ont été brisés. Privé de la faculté d'obtenir un de ces modèles, je n'ai cessé, pour compenser les peines, le temps et les dépenses, de prier l'artiste de réparer cette perte par le dessin. C'est pourquoi, assez instruits du but de nos recherches, nous avons en quelque sorte recommencé l'ouvrage. Dès-lors, plus de facilité dans l'exécution a produit plus de perfection dans le travail, car nous rappelant la variété des formes, nous n'étions arrêtés par aucune difficulté. Fidèles en tout point aux préceptes du célèbre Albinus, nous nous sommes efforcés de représenter comme réunies les parties qui le sont réellement, de n'en exprimer aucune comme desséchée, ridée, séparée, disloquée, rompue ou défigurée; enfin, de choisir parmi plusieurs formes celle qui paraît surtout la plus belle et la plus régulière.

On ne voit donc dans ces planches aucune partie plus petite que nature; plusieurs, au contraire, ont un certain degré d'accroissement.

Dans tous mes dessins j'ai réuni le côté gauche au côté droit de l'organe de l'ouïe; je ne les ai point figurés séparément. J'ai voulu, par là, établir un certain ordre dans l'exposition des parties, et aider les lecteurs dans la comparaison des figures.

Toutefois, j'aime assez ces représentations de parties,
ordinairement appelées études, dont la plupart, attribuées
à Haller, sont estimées; cependant je pense qu'un pro-
fesseur de physiologie, dont les cours se font même dans
un petit cabinet d'anatomie, doit s'abstenir d'en traiter
ainsi, dans un travail qui a pour but de démontrer clairement les formes véritables et régulières de ces parties.

En effet, celui qui ne peut se procurer des sujets d'anatomie, acquerra une instruction plus facile et plus sûre
en consultant les planches d'Albinus dans lesquelles on
ne voit ni de tristes dépouilles, ni d'affreuses mutilations
de parties, ni de faux accessoires qui exigent l'emploi des
lunettes, des fils, et souvent même des aiguilles : et ce-
lui-là ne sera pas imbu des vrais principes de la science,
qui, dans des travaux comprenant toute l'anatomie, croira
alléger sa peine ou celle des autres en ayant recours à de
tels auxiliaires.

Comme les parties tendres et bulbeuses de l'œil qui, sur
le corps humain affectent une forme sphérique, en pren-
nent une ovale quand elles sont suspendues à un fil dans
l'esprit de vin, on voit que ce serait s'écarter de la vérité
et de la nature que de les représenter sous ce dernier point
de vue. Or il est bien important de produire un dessin
correct et fidèle, et non tronqué et peu ressemblant.

Aussi, de telles figures, qu'on devrait plutôt appeler dif-
formités, sont plus nuisibles qu'utiles; car elles ne peuvent servir à qui connaît le sujet, et elles nuisent à ceux

qui, n'en ayant pas la moindre idée, cherchent à s'instruire dans ces mêmes ouvrages, puisqu'ils ne retirent que des notions erronées, en contemplant de semblables gravures.

Le physiologiste doit donc scruter les véritables formes des parties et les montrer clairement au dessinateur. Il doit encore rétablir dans son jugement toute altération de forme naturelle produite par l'esprit de vin, et toute dégradation de parties suspendues ou conservées trop longtemps. Celui qui ne le peut faire, doit renoncer à ce travail.

Personne n'est plus juste appréciateur ni ne sent mieux que moi le mérite des dessins de l'organe auriculaire que Scarpa a mis au jour; l'intention de l'auteur a été d'éclairer dans les recherches anatomiques, et ces dessins sont si nouveaux et si bien faits qu'on ne saurait trop en recommander l'étude. Toutefois, avant de les joindre à cet ouvrage qui explique toute la nature de l'organe de l'ouïe par des figures fidèles et distinctes, il est nécessaire d'examiner de nouveau les parties les unes après les autres, et de les soumettre au scalpel; car la plus légère observation fait reconnaître facilement que ces figures, pour être employées dans un but différent de celui de Scarpa, doivent être en partie changées et amplifiées, en partie rétrécies. Au reste les modèles sculptés que j'ai pu me procurer, sont non-seulement au-dessous de l'original, mais encore tellement erronés qu'on peut inférer de là l'ignorance des auteurs sur des parties qu'ils se sont efforcés d'imiter.

Je suis d'autant plus porté à blâmer cette négligence, et à proposer par un sentiment d'émulation, les grands exemples d'Albinus et de Bailli, que cette fausse imitation dans une science si utile et si précieuse, attaque les solides fondemens de la médecine, et qu'au lieu d'en étendre les progrès, cette erreur anatomique ne fait que les retarder, pour ne pas dire annuler entièrement. Or, peut-on appeler imitation un dessin plus petit que l'original, et qui le plus souvent ne lui ressemble pas?

Au reste, je suis chaque jour de plus en plus convaincu de cette vérité que j'ai émise au sujet des gravures sur l'œil de l'homme : les dessins d'anatomie, fussent-ils entre les mains d'hommes ignorans et étrangers à la médecine, doivent être faits avec la plus exacte vérité. Car quel est le but d'une figure? de représenter une partie d'anatomie préparée qu'on n'a point sous les yeux. Y aurait-il besoin d'art si l'on pouvait toujours contempler la nature? Or, comme celle-ci l'emporte sur la plus belle peinture par le fini et la vérité des objets, et que ce que nous lui substituons en est le simulacre, nous devons d'autant plus faire nos efforts pour en approcher, que toute imitation n'est qu'une œuvre imparfaite.

On doit donc blâmer encore plus les anatomistes qui recherchent des dessins corrects et bons à imiter sous une forme petite, quoiqu'assez élégante.... Mettre en petit, par exemple, les planches d'Albinus, c'est les altérer et les changer entièrement. Car, ce n'est qu'après bien des tentatives et des réflexions qu'Albinus a adopté pour ses dessins une mesure petite, à la vérité, mais qui ne cache nullement la subtilité des parties et n'omet rien d'essentiel. On aurait tort de s'excuser sur les frais d'acquisition de ces dessins, qui sont peu considérables, quand on pense que l'on achète toujours trop cher ce qui est défectueux. Mais revenons à notre sujet.

Ce n'est ni par irréflexion ni par une vaine symétrie, que j'ai disposé de la sorte les planches et même les figures; j'y ai été conduit par un certain amour de l'ordre : on donnera donc facilement l'explication de la plupart d'entr'elles d'après leur situation.

La première planche traite de l'oreille extérieure ou de la première partie extérieure de l'organe de l'ouïe, et la dernière figure facilite le passage à la seconde planche qui représente la partie seconde ou moyenne de l'organe de l'ouïe, ou les parties renfermées dans la cavité du tympan. La troisième planche expose la troisième partie qui est intérieure. Ainsi, ces trois planches renferment les parties les plus remarquables du conduit auriculaire. Dans la quatrième planche on en voit les parties éloignées, les artères, les nerfs cutanés de l'oreille externe, les dessins du limaçon coupé en deux, et d'autres objets qui serviront de supplément aux parties restantes. La cinquième et dernière planche décrit les parties osseuses de l'organe de l'ouïe dans leurs cavités et leur vraie position, et, par la dernière figure de la première table, ramène les lecteurs au point d'où ils sont partis.

J'ai comparé mon travail avec les principaux dessins des gens de l'art qui ont écrit sur l'organe de l'ouïe, tels que les Valsava, les Folius, les Duverney, les Schellhommer, les Santorini, les Brendel, les Cassebóhm, les Albinus, les Cotunnius, les Meckelli, les Geoffroi, les Camper, les Vicq-d'Azyr, les Monroi, les Comparette, les Scarpa, les Wildberge, et j'aurais pu faire de nombreuses citations, mais je n'ai pas voulu obscurcir, par des additions cette explication si simple des planches.

Je n'ai également rien emprunté à l'anatomie comparée, cependant j'aurais pu observer les organes de l'ouïe dans les mammifères, les oiseaux, les animaux amphibies, les poissons et les insectes, d'autant plus que dans ma jeunesse j'ai eu le bonheur d'étudier, sous Camper, la structure de ces organes dans son brillant musée et de me servir de ses manuscrits.

Je soumets donc au public le résultat de mes travaux ; la paix profonde dont jouissait Mayence et l'amour de la vérité me les ont fait entreprendre ; je les ai médités pendant treize ans, et je sais seul toutes les dépenses que j'ai faites, toutes les peines que je me suis données pour les perfectionner.

ICONOLOGIE

DE

L'ORGANE DE L'OUIE.

PREMIÈRE PLANCHE.

ELLE représente la partie externe de l'organe de l'ouïe ou l'oreille extérieure, les muscles moteurs de tout le cartilage autour du crâne et de chaque partie de ce même cartilage autour d'eux-mêmes, l'union de l'oreille extérieure au labyrinthe par le conduit auriculaire, et les osselets de l'oreille.

Figure I.

Oreille droite de l'homme, bien formée et représentée au naturel. A ce degré de perfection, elle diffère de l'oreille de la femme, soit par des formes plus arrondies, soit par une conformation plus prononcée ou moins délicate.

Depuis *a* jusqu'à *e*. Bord extérieur, lobe ou hélix de l'oreille externe.

a. Extrémité supérieure de l'hélix, se réunissant à la conque.

b. Hélix, partie qui se continue jusqu'à la
peau.

c,d. Partie de l'oreille éloignée de la tête.

e. Extrémité inférieure de l'hélix qui va jusqu'au bout de l'oreille.

f à *m.* Anthélix, qui est en quelque sorte le
commencement du pli de l'oreille extérieure.

f,g. Double extrémité supérieure ou bifurca-
tion de l'anthélix, qui se cache sous l'hélix.

h. Réunion des deux parties de l'anthélix, tant
supérieure qu'inférieure.

i,k. Extrémité inférieure de l'anthélix, dont
une partie s'étend à la conque en *i,* et l'autre à
l'antitragus, *m* en *k.*

l. Tragus de l'oreille extérieure qui garantit,
par devant, l'entrée du conduit auriculaire.

m. L'antitragus, dans lequel se perd l'anthélix.

n. Auricule.

s. Lobe de l'oreille.

o,o. Sillon entre l'hélix et l'anthélix.

p. Sinuosité ovale ou scaphéiforme dans la bi-
furcation de l'anthélix.

q. Conque.

r. Entrée du conduit auditif.

Figure II.

Oreille de la femme d'après nature ; d'une structure plus parfaite que celle de l'homme ; elle a une forme plus allongée et plus gracieuse.

Figure III.

Oreille extérieure d'une femme âgée, dont l'épiderme a été enlevé par la macération, de manière à laisser voir les grandes, moyennes et petites glandes sébacées. En conséquence, j'ai fait représenter une oreille dont les sinus fussent très-prononcés ; les plus grandes se rencontrent dans le sinus scaphéiforme. Les bords en sont ordinairement arrondis.

Figure IV.

Elle représente les muscles moteurs de l'oreille externe. J'ai dû les figurer comme séparés du crâne ; l'exécution en était d'autant plus facile, que ces muscles sont moins adhérens aux os qu'aux enveloppes tendineuses et cellulaires du crâne, et que leur position près de ces os n'est pas bien fixe.

On reconnaît d'abord que la nature a pourvu l'oreille de l'homme d'organes puissans et susceptibles de mouvement, quoique la plupart des hommes en altèrent ou détruisent l'usage par un goût dépravé qui fait rechercher une vaine beauté, ou par une coiffure trop étroite ; car c'est à tort que l'on regarde les oreilles comme difformes parce qu'elles sont éloignées de la tête, et par là plus propres à leurs fonctions, et que l'on couvre les oreilles des nouveaux-nés avec des bonnets ou des bourrelets, coiffure qui ne tend qu'à resserrer cette partie encore tendre, et même à en paralyser le mouvement.

a,d,e. Cartilage de l'oreille externe, à partir de la figure, et tourné vers le crâne. La huitième figure en présente une esquisse plus détaillée.

f à *p.* Muscle adducteur de l'oreille.

f,g,h,i. Extrémité supérieure ou fibrilles qui servent à élargir ce muscle uni et mince; sont adhérentes au muscle temporal et au tendon du muscle occipito-frontal; convergent, en *l* et en *m*, vers un centre commun, et se terminent en fibres tendineuses vers l'extrémité inférieure de la protubérance située entre les deux branches de l'anthelix.

q à *t*. Muscle rétracteur de l'oreille.

q,r. Extrémité antérieure de ce muscle uni et mince qui tient au tendon du muscle occipito-frontal, et s'étend jusqu'à l'os zygomatique.

s. Partie moyenne, s'étendant en forme de rayons.

t. Extrémité postérieure du même muscle, adhérente par les dernières portions du tendon à la protubérance dorsale de l'hélix, qui se termine à la conque.

a à *z*. Les deux muscles rétracteurs de l'oreille.

u,v,w,z. Muscle rétracteur supérieur; il est le plus grand; bien qu'il soit très-petit par lui-même, il l'emporte en grosseur sur les précédens. Il est formé de deux ou trois parties et attaché par l'une de ses extrémités *u,v,w* à l'apophyse mastoïde sur le tendon du muscle sterno-cléïdo-mastoïdien; et, par l'autre extrémité *x* qui est évidemment tendineuse, à la convexité postérieure du cartilage de l'oreille, qui répond à la conque.

y,z. Le rétracteur inférieur qui est le plus petit; il est placé plus obliquement que le supérieur, et du reste lui est tout-à-fait semblable.

Figure V.

Cartilage externe de l'oreille près de la figure,
avec les muscles qui lui sont propres. Je n'ai pas
besoin de dire que ce cartilage répond à celui de
la figure septième, et que celui qui est indiqué
dans la figure suivante répond également aux figures 4 et 8.

a,b,c. Grand muscle de l'hélix.

a. Extrémité supérieure qui quelquefois paraît
jointe au muscle retracteur de la figure IV entre
p et *q.*

b. Partie moyenne charnue.

c. Extrémité inférieure, tendineuse.

d,e,f. Petit muscle de l'hélix.

d. Extrémité supérieure, tendineuse.

e. Partie moyenne charnue, qui couvre la fente
b de la fig. VII.

f. Extrémité inférieure du même muscle, également tendineuse.

g, h le muscle du tragus, moins tendineux à
ses deux extrémités que les précédens.

i, k le muscle de l'antitragus; évidemment tendineux à ses deux extrémités.

Figure VI.

Cartilage de l'oreille externe qui, partant de la figure, se contourne en dedans vers le crâne; il est ici représenté avec son muscle transversal.

a à *f* muscle transverse de l'oreille, formé de plusieurs petits muscles; les uns plus longs, *a,b,c,* les autres plus courts, *d, c, f,* qui, à leurs extrémités opposées, *a* et *d,* ou *b* et *c*, paraissent tendineux, et charnus au contraire dans leur partie moyenne *e, f.*

Figure VII.

Cartilage de l'oreille externe, revêtu de son enveloppe cutannée, séparé de la figure. Ce dessin fait bien voir comment la forme de l'oreille externe dépend de ce cartilage.

a à *f.* Son lobe, qui forme l'hélix.

a. Origine du lobe à partir de la conque.

b. Sa fente..

c. Saillie en forme de mamelon.

d. Partie la plus large.

e,e. Le lobe lui-même.

f. Son extrémité, qui forme l'anthelix.

g à *k.* Anthélix de ce cartilage.

g. Branche supérieure; *h.* Branche inférieure, qui vont se réunir en formant une assez grande protubérance en *i*, laquelle se dirige inférieurement en *k*, partie dans l'antitragus *g* ; partie dans l'extrémité de l'hélix *l.*

l. Extrémité terminée en queue, commune à l'hélix et à l'anthélix; elle est plus près du point *q*, quand le tout est recouvert de la peau; et comme l'indique la comparaison des figures 5, 6, 7 et 8 avec les fig. 1 et 2, elle se rapporte à la fente *b*; mais, quand la peau est enlevée, cette extrémité, par son élasticité propre, s'éloigne de l'antitragus.

m,n,p. Partie cartilagineuse du tragus.

n,m. Sa partie convexe.

p,p. Ses incisures.

q. Partie cartilagineuse de l'antitragus.

r. Sillon entre l'hélix *e*, et l'anthélix *i.*

s,t. Sinus oval ou scaphéiforme entre les branches *g* et *h* de l'anthélix.

t. Partie postérieure.

u,u. Conque de l'oreille externe.

v. Sa partie postérieure.

w,w. Entrée du conduit auditif qui présente une espèce de sillon ou une excavation entre l'hélix *a,c* et le tragus *p,m.*

Figure VIII.

Surface du cartilage de l'oreille externe, dépourvu de sa peau, correspondant au crâne, et séparé du conduit auditif osseux.

a,b,c. Hélix.

a. Mamelon de l'hélix.

c. Extrémité de l'hélix.

d,e,f. Anthélix.

d. Branche supérieure.

e. Branche inférieure.

f. Réunion des branches.

g,g. Convexité du sillon *r*, figure VII.

h. Convexité de la conque, ou sinus conquéiforme *u,u* de la figure VII.

k,l,m,n,o. Contour du cartilage séparé en partie, aux points *n,o*, du conduit auditif osseux, et en partie coupé. Cette partie détachée du cartilage *k,l,m*, montre en cet endroit la véritable épaisseur de ce cartilage.

Figure IX.

Cette figure est destinée non-seulement à indiquer la position réciproque des parties, mais encore à faire ressortir celles qui méritent le plus d'attention ; ce qui n'aurait pu avoir lieu en en présentant un dessin trop petit. Les gens de l'art reconnaîtront sans peine que ce dessin que j'ai proposé de mettre à la tête du livre d'Heinsius, *Hildegard von hohenthal*, présente la connexion des principales parties de l'organe de l'ouïe, et qu'elle se trouve expliquée plus en détail dans les figures qui précèdent et qui suivent. Aussi tient-elle lieu d'introduction, ou, si l'on aime mieux, elle facilite le passage de la première planche à la seconde. On y voit l'oreille externe dans sa partie antérieure: elle est représentée en petit afin de faire rencontrer la membrane du tympan en angle droit avec le labyrinthe.

b,d.b,c. Conduit auditif tel qu'il est naturellement et sans aucune préparation ; nous avons essayé de représenter le mieux possible sa direction tant en dedans, qu'en dehors et dans sa partie supérieure, par le moyen des ombres et des clairs, et par le prolongement de la membrane du tympan. On n'en voit que mieux les courbures du conduit. On pourra distinguer clairement son rétrécissement et sa direction oblique à son extrémité, ainsi que la membrane du tympan *d,d*, lorsqu'il est fermé. La troisième figure de la quatrième planche montre le reste du conduit auditif et doit être rapportée à celle-ci.

e. Partie convexe de la membrane du tympan adhérente à son anneau.

f,g,h. Marteau.

f. Manche ou grande apophyse qui est fixée entre les lames de la membrane du tympan.

g. Petite apophyse.

h. Son extrémité terminée en pointe.

c. La petite tête du marteau.

i,k. L'enclume.

i. Petite apophyse.

k. Grande apophyse unie avec la petite tête du marteau *k,n*, et avec l'orbiculaire par lequel elle tient à l'étrier.

V,H,A,*m,n,p.* Labyrinthe.

n,p. Le limaçon.

n. Le commencement du limaçon.

p. Fin du limaçon.

m. Le vestibule.

V. Canal demi-circulaire antérieur.

H. Canal demi-circulaire postérieur.

A. Canal demi-circulaire externe.

SECONDE PLANCHE.

Elle représente la partie moyenne de l'organe de l'ouïe, ou les parties situées dans la cavité du tympan. Nous les présentons liées entr'elles, telles

qu'elles sont dans la nature, puis séparées l'une
de l'autre. Mais comme on peut à peine, vu la ténuité de ces parties, les représenter dans leur
grandeur naturelle, je les ai amplifiées, et les ai
représentées quatrefois plus grandes que nature.
Les figures II, 3, 4, 5, 6, X, XI, XII, 13, 14, 15,
16, représent les objets dans leur grandeur naturelle; le microscope donne aux autres figures
une extension quatre fois plus forte. Or, comme
ces parties, les osselets de l'ouïe, par exemple,
diffèrent non-seulement suivant l'âge et l'état de
santé, mais encore suivant l'examen plus ou moins
approfondi que l'on en fait, j'ai choisi, après
avoir long-temps comparé, la forme qui me paraît la plus constante et la plus régulière. Quant
à l'ordre des figures de cette planche, je dois
prévenir que la seconde et la douzième figure
forment la base des autres, c'est pour cela qu'elles
ont été placées au centre. Nous pourrions facilement nous passer des autres figures, si chacune
de ces deux premières pouvait être représentée
avec assez de soin et d'exactitude pour montrer ces
objets d'une grandeur quatre fois plus forte que
nature; en outre c'est moins pour la simétrie que
pour faciliter la connaissance des parties, que
toutes ces figures ont été présentées dans l'ordre

de leur saillie extérieure, en sorte que la fig. V ne
pût pas occuper plus d'espace que la fig. 15, et
la fig. VI plus que la fig. 16.

Figure I.

Le labyrinthe, ou plutôt le réceptacle osseux
de l'organe de l'ouïe, et les osselets représentés
quatre fois plus grands que nature. Quoique ce
réceptacle ne puisse être examiné ni aussi com-
modément, ni aussi en détail, dans cette planche
que dans les suivantes, cependant j'ai voulu qu'il
fût dessiné tel qu'il paraît à la vue, afin de montrer distinctement les articulations des os dans
cette planche que j'ai fait graver avec le plus
grand soin. En effet, les figures II, X et XI dé-
montrent assez bien que les jointures de ces os
sont distinctes. Il est évident que les dix figures
I, II, III, IV, VI, X, XI, 3, 4, 6, s'accordent
parfaitement entr'elles, et se prêtent un mutuel
secours pour l'intelligence des parties qu'elles re-
présentent.

a,e. Marteau vu dans toute son étendue.

a. Grande apophyse.

b. Petite apophyse.

c. Apophyse qui était attachée entre les lames
du tympan.

d. Col ou partie la plus mince.

e. Tête du marteau.

f,i. Enclume.

f. Corps de l'enclume.

g. Petite apophyse, ou apophyse postérieure, appellée aussi petite branche, ou postérieure.

h. Grande apophyse ou antérieure, autrement dit, longue branche, antérieure.

i. Petite tête de cette branche s'articulant avec l'étrier.

k,n. Étrier.

k. Sommet de l'étrier.

l. Branche antérieure, qui le plus souvent est moins courbe et plus mince que la branche postérieure.

m. Branche postérieure plus courbe et même ordinairement plus épaisse que la première.

n. Base qui ferme la fenêtre ovale.

o,m. Labyrinthe.

o,r. Premier contour du limaçon.

s,t,u,v. Second contour.

u,u,x. Troisième demi contour.

y. Fenêtre ronde; elle est cylindrique et triangulaire.

Membrane propre (voy. tab. III, fig. V) ou membrane secondaire du tympan.

z,z. Vestibule.

A,B,C,D. Canal demi-circulaire antérieur.

A. Saillie elliptique de ce canal.

B,C. Sa courbure et D sa réunion avec le canal demi-circulaire postérieur.

E,F,G,H. Canal demi-circulaire postérieur.

E. Sa saillie elliptique.

F,G,H. Ses courbures propres et sa réunion au canal antérieur pour former un canal commun D, un peu plus grand que ceux qui le forment.

I,K,L,M. Canal demi-circulaire externe.

I. Sa saillie elliptique.

K,L. Ses courbures propres et sa fin M, vers le vestibule.

Figure II.

Elle représente l'os temporal chez l'enfant et principalement les osselets de l'ouïe et la membrane du tympan, dans leur grandeur et dans leur position naturelles.

a,d. Os temporal.

a. Partie squammeuse.

b. Apophyse zigomatique adhérente à la partie squammeuse.

c. Pyramide de l'os temporal.

d. Apophyse mastoïde.

e,e. Anneau de l'os temporal dans le sillon duquel était attaché la circonférence de la membrane du tympan. Le marteau, l'enclume et l'é-
trier n'ont pas besoin d'indice, puisque tout'a
déjà été décrit dans la première figure qui répond entièrement à celle-ci.

Figure III.

Le marteau, séparé de l'enclume et représenté
du même côté que dans la première figure.

a,b,c,d,e. Indiquent les mêmes parties.

*. Surface articulaire recouverte de son carti-
lage, et qui est en contact avec celle de l'enclume.

Figure IV.

L'enclume, vue sous le même aspect que dans la
première figure, et par cette raison marqué des
mêmes lettres.

*. Surface articulaire recouverte d'un carti-
lage, lequel s'adapte à la surface articulaire du
marteau.

Figure V.

L'étrier, tourné en bas comme dans sa position
naturelle.

a,b. Son sommet, et sa surface articulaire recouverte d'un cartilage dont la direction est oblique.

c. Son col.

d. Branche antérieure un peu courbée.

e. Branche postérieure plus recourbée.

f. Base.

Figure VI.

Étrier, vu d'en haut.

a. Surface articulaire cartilagineuse s'articulant
avec l'enclume.

b. Branche antérieure peu recourbée.

, *c.* Branche postérieure plus recourbée.

d. Base de l'étrier, un peu sinueuse. Comme l'é-
trier est ici représenté dans une situation per-
pendiculaire, la forme de cette figure diffère
d'autant plus de celle de la première, que la
position de celle-ci est éloignée de la perpendi-
culaire. Les figures 3, 4, 5, 6, répètent (en
grandeur naturelle) les figures III, IV, V, VI.

Figure VII.

Le marteau, placé de manière à montrer entièrement sa petite apophyse *a*, et sa surface articulaire *, servant à le réunir avec l'enclume.

Figure VIII.

Forme du marteau, telle qu'elle est dans la fig. septième ; il est coupé et incliné dans sa partie moyenne pour laisser apercevoir les grandes et les petites cellules médullaires.

Figure IX.

Forme de l'enclume, telle qu'elle est dans la quatrième figure ; elle est coupée vers son milieu pour mettre à découvert les cellules médullaires.

Figure X.

L'os temporal chez l'adulte ; l'on en a séparé une assez grande partie du conduit auditif osseux de l'ouïe, pour bien faire connaître le muscle extérieur du marteau.

a,d. Os temporal.

a. Partie squammeuse.

b. Apophyse qui s'articule avec l'os maxillaire supérieur (apophyse zigomatique).

c. Surface articulaire par laquelle il s'unit à la mâchoire inférieure.

d. Partie mamillaire, (apophyse mastoïde).

e,c. Méat auditif emporté pour mettre à découvert la cavité du tympan dans les points *t,k,i,u.*

f. Partie pyramidale, autrement dit, partie pierreuse du temporal.

g,h. Partie de l'os basillaire ou sphenoïde.

h. Ouverture ovale dans laquelle passe la troisième branche du nerf de la cinquième paire.

i. Fenêtre ronde, ou orifice du limaçon, fermée par une membrane qui lui est propre.

k. Le marteau.

l. L'enclume.

m. L'étrier.

n,o,p. Muscle laxateur de la membrane du tympan.

n. Extrémité supérieure par laquelle ce muscle s'attache au bord du conduit auditif, ensuite au sillon de la membrane du tympan.

o. Sa partie charnue.

p. Son extrémité inférieure au tendon qui s'attache au manche du marteau au-dessous de sa petite apophyse. Pour représenter ce muscle, je me suis servi d'un moule dans lequel j'ai découvert que ce même muscle était plus remarquable et plus grand que ne l'a décrit Albinus. A peine le trouve-t-on aussi grand dans la plupart des sujets.

q,r,s. Muscle externe du marteau.

q. Extrémité inférieure tendineuse qui s'attache à l'apophyse basillaire de l'os sphénoïde.

r. Sa partie charnue rhomboïdale.

s. Petit tendon supérieur arrondi, qui va se fixer à la grande apophyse du marteau, en passant par la fente qui règne entre la surface articulaire et le conduit auditif (sinus glénoïdale.)

t. Tendon du muscle tenseur du tympan, qu'on aperçoit sortir de la fente cartilagino-osseuse.

u. Tendon de l'étrier, sortant du réceptable osseux.

Figure XI.

Continuation de la figure précédente. Il a fallu enlever avec le scalpel une plus grande partie de l'os, afin de mettre à découvert les tenseurs du du tympan et de l'étrier.

a,b,c. Trompe d'Eustache ou canal cartilagino-osseux, dont l'usage est de faire couler le mucus de la caisse du tympan dans les narrines.

d,e,f. Tenseur du tympan.

d. Extrémité tendineuse inférieure, attachée à la trompe.

e. Partie charnue.

f. Extrémité tendineuse supérieure, adhérente à la petite apophyse du marteau.

g,h,i. Muscle de l'étrier.

g. Extrémité tendineuse inférieure, qui est cachée, avec sa partie charnue ou rhomboïdale, dans le canal osseux *h.*

i. Extrémité tendineuse supérieure, insérée dans la partie postérieure du col de l'étrier.

Figure XII.

L'os temporal chez l'enfant, avec les osselets de l'ouïe ; le tout dans sa grandeur naturelle et dans sa véritable position. Ce dessin des osselets de l'ouïe présente une forme contraire à celle qui est offerte dans la seconde figure. En effet celle-ci représente la réunion des trois osselets de l'ouïe dans la partie extérieure, et la douzième figure, la même réunion dans la partie intérieure. On reconnaît pareillement que les figures subséquentes se rapportent également à cette douzième, comme celles qui ont été expliquées, jusqu'ici, se rapportent à la seconde. En effet, la vingtième figure facilite l'intelligence de la douzième ; et cette même figure est rendue plus intelligible par la vingt-unième. Les figures XIII,

XIV et XVI, ne sont autre chose que des parties de la douzième, représentées quatre fois plus grandes.

a. Partie squammeuse de l'os temporal, dans un fœtus à terme.

b. Apophyse malaire (zigomatique).

c,d. Anneau ou commencement du conduit auditif osseux, dans le conduit duquel *d,d*, s'attache la membrane du tympan.

e. Marteau.

f. Enclume.

g. Étrier, dont on voit seulement ici la base. (Voy. la fig. XVI.)

Figure XIII.

Marteau représenté dans un sens opposé à celui qu'il a dans la fig. III.

a. Grande apophyse.

c. Apophyse située entre les lames du tympan.

d. Col.

e. Tête du marteau.

* Surface articulaire recouverte d'un cartilage par lequel elle se réunit à l'enclume.

m. Sillon dans lequel passe la corde du tympan.

Figure XIV.

Enclume prise dans la partie opposée à celle qu'elle a dans la fig. IV.

f. Son corps.

g. Petite branche.

h. Grande branche.

i i. Sommet de la grande branche, opposé au cartilage vers sa jonction avec le marteau.

Figure XV.

Étrier pris dans un sens opposé à celui de la figure V. Ordinairement cette surface est plus étroite que son opposé. De là aussi on découvre entre les branches les parties de l'autre surface *g*.

a. Sommet.

c. Col, couvert d'aspérités depuis l'insertion du tendon de son muscle.

d. Branche peu recourbée et plus mince, si on la considère en entier.

e. Branche plus recourbée et aussi plus grosse.

f. Sa base.

Figure XVI.

Base de l'étrier dirigée dans sa position naturelle vers la cavité du labyrinthe. Son contour, en général, est égal à la plante du pied droit, de même que la base de l'étrier droit est égale à la plante du pied gauche. Elle est un peu convexe.

Figure XVII.

Étrier séparé perpendiculairement en deux, pour montrer, soit le sillon entre ses branches, soit sa vraie grosseur.

a,b,c,d. Surface séparée.

e,f,g,h. Sillon environnant qui s'étend entre les branches.

Les figures 13, 14, 15 et 16 exposent, dans leur grandeur naturelle, les parties indiquées dans les figures XIII, XIV, XV et XVI.

Figure XVIII.

Enclume placée de manière à faire rencontrer convenablement la surface articulaire cartilagineuse avec le col de cet os.

a,b,c,d. Grande branche.

* *a,b.* Sa courbure en forme d'S.

c. Sommet jusqu'à la jonction avec l'étrier.

d. Col de cet os.

e,e. Surface articulaire recouverte par un cartilage qui est uni au marteau.

f. Petite éminence à peine visible dans le dessin fait en petit.

Figure XIX.

Marteau pareillement coupé, comme dans la figure VIII, afin de montrer qu'étant d'une structure solide, il n'a presque pas de cellules médullaires, ou qu'il est moins poreux.

Figure XX.

Cette figure fait principalement ressortir la membrane du tympan. La connexion des os et la manière dont les nerfs se distribuent aux muscles, les figures des ligamens du marteau et des ramifications nerveuses qui vont rejoindre le muscle de l'étrier et le tenseur du tympan, sont je pense, toutes nouvelles.

A,B,C. Partie de la pyramide ou de l'os appelé pierreux.

A. Surface antérieure de la pyramide, revêtue de la dure-mère.

B. Cellules médulaires communicant dans la surface postérieure de la cavité du tympan.

3

C. Extrémité du conduit auditif osseux, représentant un anneau ovale, auquel la membrane du tympan est adhérente.

D. Membrane du tympan qui, prise intérieurement, est un peu tendue et convexe.

E,F. Marteau recouvert de son périoste.

E. Tête.

F. Manche ou apophyse du marteau que recouvre ici une lame intérieure de la membrane du tympan.

G,H,I. Enclume revêtue de son périoste.

G. Corps.

H. Petite branche.

I. Grande branche.

K,L,M. Étrier revêtu de son périoste.

K. Sa base.

L. Branche droite ou antérieure.

M. Branche postérieure, un peu recourbée.

N. Sommet.

Q. R. Le tenseur du tympan.

Q. Partie charnue.

R. Son tendon, qui pénètre l'os S et est adhérent à sa petite apophyse.

T. U. Muscle de l'étrier.

T. Partie charnue cachée dans une cavité osseuse.

U. Son tendon.

a,b. Ligament particulier et arrondi qui, arqué et sinueux dans la partie antérieure, s'avance de l'os pierreux vers la tête du marteau, et se compose de fibres ligamenteuses et tendineuses.

c,d. Ligament capsulaire réunissant le marteau à l'enclume.

e,f. Ligamens assez forts et assez tenaces qui attachent l'enclume à la pyramide.

g,s. g,g. Tronc du nerf facial caché dans le canal osseux de la pyramide.

h. Courbure remarquable qu'a toujours ce nerf.

i,i. Filamens qui s'entrelacent entre le nerf facial et la seconde branche du cinquième nerf du cerveau.

k. Branche du nerf facial qui se rend au tenseur du tympan.

l,m. Continuation du tronc du nerf facial qui s'étend dans le canal osseux.

n. Ramification qu'il envoie depuis le canal osseux jusqu'au muscle de l'etrier.

p,q,r,s. Filament qui s'étend jusqu'au nerf lingual, sorti de la troisième branche du cinquième nerf cérébral, autrement dit corde du tympan. Je me suis appliqué surtout à representer fidèlement l'accroissement de ce nerf singulier et à montrer comment il grossit en forme de cône en s'avançant vers le nerf lingual.

Figure XXI.

Répétition de la figure précédente, abstraction faite de l'étrier, des muscles et du nerf facial, afin de mieux faire voir l'ensemble des osselets et la corde du tympan. Ce nerf dont la forme est conoïde, est représenté d'après nature ; à peine s'est-on servi du scalpel dans cette recherche.

D. Membrane du tympan dont on peut voir ici presque tout le contour oval.

F. Manche du marteau rendu plus visible.

L. Tête de l'enclume, à sa réunion avec l'étrier.

S. Canal osseux dans lequel est renfermé le tendon tenseur du tympan.

W. Ce même tendon coupé.

p,q,r,x,s. Corde du tympan.

p. Son origine où, dans une ténuité extrême, elle s'éloigne du tronc.

q. Sa première courbure, par laquelle elle est comme appliquée à la membrane du tympan.

r. Seconde courbure, qui a lieu immédiatement après son passage entre l'enclume et le marteau.

x. Troisième courbure, au moyen de laquelle elle s'éloigne de la membrane du tympan.

s. Sa déclinaison jusqu'au nerf lingual ou dégustateur ; il arrive ici que ce nerf est beaucoup plus gros qu'au point *p*.

En suivant l'examen de ces courbures et en faisant attention que ce nerf acquiert plus de volume dans son cours, je l'ai tellement étudié que non-seulement j'ai pu l'exprimer avec beaucoup de vérité, mais même que je suis parvenu à éclaircir plusieurs points anatomiques de la plus haute importance.

Par exemple, tout le monde ne sait pas que les filets nerveux sont coniques, au lieu d'être cylindriques, ensorte que le sommet du cône touche au cerveau et la base à la surface du corps; cette disposition des nerfs est remarquable dans celui-ci, surtout si l'on emploie le microscope. On ne peut pas dire ici que ce caractère soit l'effet d'une préparation anatomique ; car, pour mettre ce nerf à nu , on n'a nullement besoin du secours de l'art, mais seulement de découvrir la cavité du tympan.

En outre, contre l'opinion reçue, on ne peut

donner de preuve plus convaincante que les nerfs
agissent à l'instar des cordes tendues, que la propriété de ce nerf, attaché par différentes courbures; car sans cela pourait-on prouver que ce
nerf peut vibrer.

TROISIÈME PLANCHE.

Dessin de la troisième partie ou de l'intérieur
de l'organe de l'ouïe; il fait voir cet organe lui-
même dans sa cavité, communément appelée labyrinthe. Toutes les figures de cette planche, comme
celles des deux planches précédentes, sont prises
de l'oreille droite, pour ne point causer d'em-
barras au lecteur en les prenant de différens
côtés.

Des juges éclairés accorderont facilement que
Kœck a travaillé cette planche avec beaucoup
de succès, surtout s'ils considèrent avec quelle
vérité et quelle justesse il a rendu la variété des
formes dans toutes les parties.

Le labyrinthe, dans l'embryon de 6, 7 et 8
mois, consiste dans une espèce d'enveloppe osseuse, partout également épaisse, tendre et fragile à l'intérieur; tandis que jusqu'à 7 mois elle
est en grande partie unie à l'extérieur, de ma-

nière que la conque ressemble non-seulement par sa forme, mais encore par sa nature, à la coquille du limaçon. A cet âge le réceptacle du labyrinthe peut être extrait avec quelque précaution et exposé assez nettement comme on le voit ici ; car la substance osseuse qui l'environne étant spongieuse, fragile et presque friable, peut en être séparée avec la plus grande facilité. Mais dans un âge plus avancé elle se condense de plus en plus, tellement qu'au bout de quelques années on ne peut la distinguer des autres os que par les bords qui sont amincis.

C'est un travail qui a beaucoup embarrassé les anatomistes, que de représenter les parties molles situées dans le réceptacle, et dont on doit la découverte à Comparetti et à Scarpa ; toutefois, après plusieurs tentatives, j'ai choisi dans la première figure de cette planche une position telle que tout le limaçon et les autres parties pussent être vues d'un seul coup d'œil. La première figure, ce me semble, rend très-bien cette position. Si cette situation offre toute l'exactitude possible, il n'était pas inutile d'en donner une seconde qui, pour compléter le résultat, présentât la même partie dans un sens opposé.

Mais, comme d'après ces deux figures, qui re-

présentent les parties supérieures et inférieures
du réceptacle, on ne peut juger de la profondeur
de la conque ni par elle-même, ni par chacune
de ses parties, et que la fenêtre ronde, la membrane secondaire du tympan, les sinuosités et les
courbures particulières des canaux demi-circulaires, eu égard à la conque, ne sont point assez
apparens, on doit ajouter deux figures qui montrent le réceptacle sous deux points de vue diffé-
rents à l'extérieur et à l'intérieur; et afin qu'il
n'y manque rien, on doit encore en représenter
la partie postérieure.

En outre, on a soigneusement exprimé dans
quelle partie les canaux ont la plus grande lar-
geur, et dans quelle autre ils sont le plus resserrés.
Par exemple, dans la première figure, le grand
canal g,h,i présente presque tout son côté le plus
large, tandis que le petit canal présente son côté
le plus étroit. Le contraire a lieu dans la cinquième figure.

Les principales figures sont représentées quatre
fois plus grandes à l'aide du microscope.

Mais afin de ne pas multiplier sans besoin le
nombre des figures, on n'a ajouté, dans leur grandeur naturelle, que celles qui étaient nécessaires à
la clarté de l'ouvrage.

Ces figures une fois rassemblées, je les ai examinées pendant dix ans sans rien trouver à **y** ajouter ou à en retrancher.

Figure I.

Labyrinthe ou réceptacle des os de l'ouïe, vu d'en haut.

*a,*1,2,3. Conque.

a,a. Fenêtre ronde de la conque, laquelle se trouve représentée en entier, figure V.

1,1,1,1. Le grand contour de la conque.

2,2,2,2. Son petit contour.

3,3,3. Sommet de la conque ou partie du troisième contour.

*c,*x. Ligne ponctuée indiquant la section des parties de l'organe de l'ouïe représentées dans les figures XI et XII de la quatrième planche.

c,d,e,f. Partie moyenne du réceptacle appelé aussi vestibule.

b,c,c. Fenêtre ovale du vestibule, qui reçoit la base de l'étrier.

c,c. Sillon de la fenêtre ovale dont on n'aperçoit ici que la partie inférieure, la cinquième figure *c* montrant la partie supérieure.

d,d. Petit conduit qui donne passage aux

nerfs qui se rendent à la vésicule elliptique du petit et moyen canal; lafigure III en montre l'orifice. Je n'ai trouvé ce canal décrit nulle part.

e,e,f. Partie restante du vestibule.

g,h,i. Canal demi-circulaire, appelé aussi le grand tubéiforme, canal postérieur ou le long canal.

g. Sa vésicule elliptique qui a son origine près de la base de la conque.

h. Le cercle lui-même.

i. Réunion de ce canal avec le plus petit, pour former le canal commun *m.*

k,l,m. Canal demi-circulaire, appelé aussi le petit tubéiforme ou le canal le plus court, ou bien encore le canal intérieur.

k. Sa vésicule elliptique, qui commence au-dessus du canal que traversent les nerfs.

l. Le cercle lui-même.

m. Union avec le grand canal au canal commun.

n,n. Canal commun provenant de la réunion du grand et du petit canal demi-circulaires que l'on voit dans le vestibule, ainsi que l'indiquent les figures VII et VIII.

o,p,q. Troisième canal demi-circulaire; il est

le plus étroit, le plus court, et se nomme canal extérieur.

o. Sa vésicule elliptique qui commence un peu au-dessus de la fenêtre ovale.

p. Le cercle qui, dans cette figure, paraît plus petit que dans la cinquième.

q. Fin de l'entrée du vestibule, coupé comme dans la figure VII.

Figure II.

Répétition de la figure I, dans laquelle le labyrinthe est vu quatre fois plus grand que nature.

Figure III.

Le labyrinthe ou boîte osseuse de l'organe de l'ouïe ; il est vu d'en bas. C'est la répétition de la figure I sous un point de vue tout-à-fait opposé, d'après les lois de l'architecture.

1,2,3. Conque.

1,1,1. Premier contour de la conque.

2,2,2. Second contour.

3. Troisième contour ; il ne s'y trouve qu'en partie. On voit aussi très - clairement la surface de la base de la conque, laquelle devient

convexe de plane qu'elle était, ainsi que son sinus spiral.

a,a,a. Petits trous ou plutôt petits canaux
pour les nerfs du petit canal demi-circulaire.

b,b,b. Sinus portant de petits trous qui don-
nent passage aux nerfs et aux vaisseaux. La plupart de ces trous sont situés près du bord interne;
ils paraissent en plus grand nombre, et ont
plutôt la forme d'un crible, lorsqu'on n'a point
ôté de la boîte la substance osseuse de la pyramide.

c. Le plus grand trou rond, où est l'ouverture
du canal au milieu de la base du noyau par lequel le plus grand nerf monte jusqu'à l'entonnoir.

d. Trou situé à l'origine de la conque, ou section du tube de l'aqueduc de la conque.

e. Canal percé de petits trous, pour recevoir
les nerfs des vésicules elliptiques du petit et
du moyen canal demi-circulaires.

f. Surface criblée pour recevoir les nerfs, s'é-
tendant en éventail, et ceux du grand canal
demi-circulaire.

. Trou de l'aqueduc du vestibule.

De *g* à *q.* Ces lettres marquent les mêmes parties que dans la figure première. C'est pour cette

raison que je les ai placées aux mêmes endroits,
afin que la comparaison en fût plus facile.

g,h,i. Grand canal demi-circulaire ; on le voit
ici tout entier à l'exception de la sinuosité qui
lui est propre et qui se trouve indiquée dans la
figure V, et en partie dans la figure première. Le
canal commun au grand et au petit canal est pareillement en évidence.

m,l. Partie du petit canal ; il est, comme de
raison, plus resserré ici que la partie *l,k.*

Figure IV.

. Répétition de la figure III, qui montre le labyrinthe quatre fois plus grand que nature.

Figure V.

La même boîte osseuse vue de côté. On y voit
dans leur position naturelle, les contours de la
conque, leur situation et leur direction propre,
la forme de la fenêtre ronde ainsi que la membrane
du tympan qui lui doit son extension, le petit
canal demi-circulaire tout entier, la vésicule
elliptique du grand canal, sa sinuosité, enfin la
forme et la direction des aqueducs.

Pour faciliter, nous nous sommes servi des mêmes nombres et des mêmes lettres que dans les figures I et III.

*a,*1,2,3. Conque.

a,a. Fenêtre ronde avec la membrane secondaire du tympan qui lui doit son extension. Sa partie externe que l'on voit ici, est concave; la partie intérieure, au contraire , que représente la dix-septième figure de la quatrième planche, est convexe.

1,1. Premier contour de la conque.

2,2. Second contour de la conque.

3. Sommet ou partie du troisième contour. On peut s'assurer par cette figure que la conque ne décroît pas vers le haut comme le ferait un tube roulé en spirale, mais que c'est ici en quelque sorte sa forme propre. Car le second contour est comme resserré et déprimé, tandis que le troisième occupe une grande dimension.

b,c,d,e,f. Vestibule.

b. Fenêtre ovale.

c. Sillon de la fenêtre ovale dont on voit ici la partie supérieure, tandis que la partie inférieure est décrite dans la première figure.

d,d. Canal pour les nerfs, disposés en éventai1, pour se rendre aux moyen et petit canal demi-circulaire.

e,f. Partie restante du vestibule.

g à *q.* Canaux demi-circulaires.

g,h,i. Grand canal.

g. Sa vésicule elliptique; elle paraît ici très-étroite et comme applatie et comprimée.

i. Son tube, également applati.

l,m. Moyen canal demi-circulaire.

n. Tube commun aux grand et moyen canaux qui, comme l'indiquent les figures VII et VIII, s'ouvrent dans le vestibule.

o,p,q. Petit canal demi-circulaire. La partie *o* paraît plus large dans cette figure que dans la première, parce qu'ici elle est plus près de l'œil.

r. Aqueduc du limaçon qui, outre sa situation, se distingue encore de l'autre aqueduc en ce que la forme en est conoïde triangulaire, tandis que celle de l'autre est plus plane.

s. Aqueduc du vestibule.

Figure VI.

Partie postérieure et supérieure du labyrinthe, vu de grandeur naturelle. J'ai ajouté cette figure afin d'épuiser toutes les formes sous lesquelles le labyrinthe peut se présenter à l'œil.

a,b. Conque.

a. Origine de la conque.

b. Vue de la conque à sa base.

f. Vestibule.

g,h,i. Le grand canal demi-circulaire.

h,l,m. Canal moyen.

o,p,q. Petit canal.

Figure VII.

Boîte osseuse ou labyrinthe, vu dans tous ses détails afin de montrer parfaitement les parties solides ou osseuses qui sont à l'intérieur. La plus légère attention suffira pour reconnaître que la première figure facilite l'intelligence de celle-ci.

De *a* jusqu'à *l.* Moitié de la partie inférieure de la conque.

a,a. Epaisseur de l'enveloppe du limaçon dans l'embryon de sept ou huit mois.

b,c,d. Lame spirale qui partage la cavité ou le tube de la conque en deux rampes ou conduits, 1° en rampe au-dessus de cette lame, qu'on peut nommer supérieure, ou rampe du vestibule *b,c.* 2° en rampe inférieure, ou du tympan *e,f,g,h,i.*

On ne voit ici que la partie osseuse de la lame spirale.

b. Commencement ou partie la plus large de la lame spirale osseuse.

c. Prolongement de la lame spirale jusqu'au second contour, dont la plus grande partie est recouverte par le réceptacle *h,i.*

d. Extrémité ou petit crochet de la lame spirale.

k. Centre de l'entonnoir où se terminent et le second contour du limaçon, et la lame spirale, et où se réunissent les rampes du vestibule et du tympan.

l. Orifice de l'aqueduc du limaçon.

††. Direction de la section de la conque, que représente la dix-septième figure de la planche quatrième.

m à *q.* Moitié de la partie inférieure du vestibule.

m. Épaisseur de l'enveloppe du vestibule dans l'embrion de 7 ou 8 mois.

n. Fenêtre ronde au milieu de laquelle est ordinairement un endroit poreux ou spongieux.

o. Fenêtre ovale.

p. Éminence un peu élevée entre les deux fenêtres, dont l'extrémité supérieure se termine par une saillie composée de petits canaux, à laquelle on donne aussi le nom de pyramide.

4

q. Orifice de l'aqueduc du vestibule.

r,G,K,L. Canaux demi-circulaires coupés par la moitié.

r. Épaisseur de leur paroi.

G. Le plus grand canal.

K. Canal moyen.

L. Petit canal. Ces trois canaux aboutissent au vestibule par cinq orifices, savoir :

1° L'orifice de la vésicule elliptique, ou du plus grand canal.

2° L'orifice de la vésicule elliptique du canal moyen.

3° L'orifice du tube commun au grand et au moyen canal.

4° L'orifice de la vésicule elliptique du plus petit canal.

5° L'orifice du tube un peu étroit du petit canal.

Figure VIII.

Labyrinthe ou réceptacle osseux de l'organe auditif, entièrement à découvert pour qu'on puisse connaître son intérieur, dans la situation que présente la troisième figure. Le contour de ce réceptacle est partout de la même épaisseur, c'est ce que la troisième figure démontre plus clairement que la précédente.

1,2,3. Moitié de la partie supérieure de la conque, couverture, en quelque sorte, de la rampe supérieure ou de la rampe du tympan.

1,1,1,1,1. Premier contour.

2,2,2,2,2. Second contour.

3,3. Partie ou sommet du troisième contour.

a,b,c. Moitié de la partie supérieure du vestibule.

b. Fenêtre ovale dont la profondeur s'étend depuis l'origine L, jusqu'à la vésicule elliptique du petit canal demi-circulaire.

G,M. Canaux demi-circulaires coupés par la moitié.

G,g. Grand canal.

K,*k.* Moyen canal.

L,*l.* Petit canal.

M. Tube commun au grand et au moyen canal.

Figure IX.

Intérieur du labyrinthe dans lequel on découvre toutes les parties qui y sont renfermées. Cette position est opposée à celle que le labyrinthe a dans la cinquième figure.

a,b,c. Conque. On n'a point ici décrit les cloi-sons intermédiaires du réceptacle pour montrer, aussi bien que possible, l'étendue de la lame spi-rale.

d,e,f. Vestibule.

g à *q.* Canaux demi-circulaires.

g,h,i. Grand canal.

k,l,m. Moyen canal.

n. Tube commun au grand et au moyen canal.

o,p,q. Petit canal.

1,2,3. Lame spirale dont la partie inférieure se voit parfaitement dans cette position.

1. Premier contour.

2. Second contour.

3. Troisième contour ayant un sommet.

r,r. Bord de la lame spirale, qui adhère au périoste de la conque.

g. Les deux cavités du vestibule, qui de ce côté représente une cavité commune.

t,u. Tube membrano-cartilagineux du grand canal demi-circulaire.

t. Sa vésicule elliptique que l'on verra entiè-rement dans la treizième figure.

v,w,x. Tube membrano-cartilagineux du moyen canal demi-circulaire, qui se réunit à celui du grand canal pour en faire un commun.

y,z. Extrémité elliptique du tube membrano-cartilagineux du petit canal ; elle a une certaine ampleur, mais elle se resserre vers le point *z*.

*,α,6,γ. Nerf acoustique, ou nerf droit de la huitième paire des nerfs du cerveau.

*. Grande ramification antérieure du nerf acoustique, laquelle, située en avant de la conque, se contourne un peu en forme d'entonnoir, se dirige jusqu'à la base cribriforme de la conque, traverse par ses branches les petits canaux du *marteau*; et, ce qui est ici visible, s'étend dans la lame spirale, du centre à la circonférence, ou vers l'enveloppe de la conque, en petits faisceaux et en filamens qui se tiennent comme les mailles d'un filet.

Ces filamens sont d'autant plus minces et plus courts qu'ils se rapprochent du sommet de la lame spirale. Pour rendre ces nerfs visibles on n'a besoin, après avoir ouvert la conque, que de les plonger dans de l'acide muriatique ; par là les parties terreuses qui composent l'os seront dissoutes ; alors le nerf entier se distinguera de la substance de la lame spirale, en ce qu'il est opaque et d'un jaune blanchâtre, tandis que celle-ci est demi-transparente, d'un jaune bleuâtre et tendant à se convertir en cartilage.

$\alpha, 6, \gamma$. Ramification postérieure du nerf acoustique.

α. Grande branche se rendant aux vésicules elliptiques du moyen et du petit canal demi-circulaires ; ses filamens qui vont rejoindre le vestibule, sont cachés ici.

6. Branche moyenne en avant du canal sphérique.

γ. Petite branche placée devant la vésicule elliptique du grand canal demi-circulaire, vue par l'endroit le plus étroit, parce que nous avons mis l'endroit le plus large dans la figure XIII.

Figure X.

Grandeur naturelle des parties qui se trouvent décrites dans la figure ci-dessus ; pour la rendre plus intelligible, on y a mis le réceptable entier, avec les os qui l'entourent.

Figure XI.

Le labyrinthe présenté de la même manière que dans la figure VII, avec les parties qu'il contient ; et comme le réceptacle est vu ici dans la même situation que dans la figure VII, nous

nous dispenserons d'en donner une nouvelle explication.

a,e. Lame spirale vue d'en haut. Presque rien de ce nerf réticulaire, remarquable par tant d'élégance dans sa partie inférieure, ne peut être distingué dans la partie supérieure dont nous nous occupons ici.

a,a,a. Premier contour de la lame spirale.

b,b. Second contour.

c,d,e. Troisième contour qui, à partir du limaçon, se présentant sous la forme d'un entonnoir (figure VII *d*), est adhérente au cartilage.

d,e. Bord libre de la lame spirale qui ser de lien aux deux rampes, ainsi qu'on le verra dans la figure XIII de la quatrième planche. Au reste la lame spirale, comme l'a judicieusement observé Comparetti, est composée de quatre bandes ou zones.

1° Zone osseuse.

2° Zone blanche transparente, flexible comme du cuir.

3° Zone vésiculaire.

4° Zone membrano-muqueuse qui, comme le montre cette figure, se termine en pointe un peu arrondie.

f. Canal sphérique ou arrondi qui occupe le

creux du vestibule *n*, figure VII; il est placé à part, n'est en aucun endroit adhérent à la cavité commune *h*, et se présente sous la forme sphérique quand on le découvre avec le scalpel.

g. Espace entre le canal sphérique et la cavité commune.

h. Cavité commune, à laquelle se joignent les trois canaux demi-circulaires par les cinq orifices 1,2,3,4,5. Distribution des nerfs sous la forme de palme, à travers la cavité commune; elle est représentée quatre fois plus grande que nature, et afin de figurer toutes leurs subdivisions, nous les avons encore exposés sur une plus grande échelle dans la figure XX de la quatrième planche. C'est pourquoi la fenêtre ovale et la base de l'étrier qui s'y appuie, ainsi que le montre la figure I, vient aboutir au milieu du vestibule entre le canal sphérique, la cavité commune, et l'entrée de la rampe.

1,*k*,*i*,3. Grand tube demi-circulaire membrano-cartilagineux.

1,*i*. Sa vésicule elliptique.

k. Distribution du nerf sous forme de rayons à travers cette vésicule qui se trouve dessinée plus en grand, dans la figure XVIII de la planche IV.

2,*l*,*m*. Moyen tube membrano-cartilagineux.

l. Sa vésicule elliptique. Distribution du nerf. Au moyen de ce tube elle présente une tache blanche arrondie, lorsqu'on la voit au microscope avec les dimensions qu'elle occupe ici.

4,*n*,5. Petit tube membrano-cartilagineux qui aboutit à la cavité commune *h*, en partie par une extrémité elliptique assez large *n*,4, en partie par une extrémité étroite 5. Dans cette position la distribution des nerfs à travers la vésicule elliptique se présente sous la forme d'une demi-lune.

Figure XII.

Parties molles retirées du réceptacle ou du labyrinthe, représentées suivant leur contour et leur situation naturelle. La situation en est la même que dans la figure suivante et dans les trois précédentes, et cela pour plus de clarté. Si l'on compare cette figure avec la seconde, il sera facile de se faire une idée de la ténuité des parties; aussi ai-je mis tous mes soins à exprimer avec exactitude le véritable rapport qui existe entre la grandeur du réceptacle dans la seconde figure et celle des parties qu'il contient.

a,a Lame spirale de la conque, ou plutôt sa surface supérieure, opposée à la rampe du vestibule.

b. Cavité nerveuse arrondie.

c. Cavité commune.

g. Grand tube demi-circulaire.

k. Tube moyen.

l. Petit tube.

La différence de grandeur qui se trouve entre la vésicule elliptique et le tube, est beaucoup plus remarquable dans les parties molles que dans la boîte osseuse.

Figure XIII.

'Labyrinthe vu d'en bas, afin de rencontrer entièrement la cavité commune du grand tube demi-circulaire, et les détours du nerf acoustique. Ce dessin répond aux troisième, quatrième et cinquième figures.

a. Conque.

k à *g.* Cavité commune.

g,h,i. Grand tube demi-circulaire.

.*q.* Sa vésicule elliptique.

h. Le tube lui-même; il finit au tube commun *n.* Je me suis efforcé de rendre avec soin

le rapport qui existe entre le tube et le réceptacle, entre la vésicule et le tube lui-même.

k,l,m. Moyen tube.

k. La vésicule elliptique dans laquelle a lieu
la distribution du nerf sous forme d'une tache
ronde, blanche et radicée.

l. Le tube lui-même.

m. Sa réunion au tube commun *n.*

n. Tube commun au grand et au moyen tube.

p,q. Partie du petit tube.

r,r. Nerf facial droit, ou nerf droit de la
septième paire des nerfs du cerveau. A l'origine il est entouré du nerf auditif au point de ne
pas permettre à un fil de passer entr'eux; ensuite il s'en sépare, pour passer auprès du réceptacle du labyrinthe.

α,6,γ. Nerf acoustique de la partie droite ou
huitième nerf cérébral.

. Grande branche antérieure se dirigeant vers
la conque et se contournant faiblement pour entrer dans les ouvertures qui tiennent au *crible*
du sommet de la conque.

α,6,γ. Petite branche postérieure.

α. Grande branche située vers la cavité
commune et les deux vésicules elliptiques, c'est-

à-dire, les vésicules du moyen et du petit tube demi-circulaire.

6. Branche intermédiaire placée vers le canal arrondi qui est ici mis à découvert.

γ. Petite branche, autrement dite branche inférieure, qui s'étend vers la vésicule elliptique du grand tube.

Figure XIV.

Les parties molles sorties du réceptacle du labyrinthe, dans leur grandeur et leur situation naturelle. Tout est posé comme dans la figure précédente; et les trois autres qu'on a exposées avant celle-ci.

a. Lame spirale de la conque, ou plutôt sa surface opposée à la rampe du tympan.

b. Cavité commune.

g. Grand tube demi-circulaire.

k. Moyen tube.

l. Petit tube.

QUATRIÈME PLANCHE.

Dans les trois planches précédentes, nous avons

exposé avec l'ordre prescrit par la nature les parties premières ou fondamentales de l'organe auditif de la partie droite; nous avons omis certains détails qui auraient introduit une trop grande variété dans les figures, et par là, établi une certaine confusion, ou qui, par une séparation mal ordonnée de parties, en eussent détruit la connexion. Cette planche a donc pour but de présenter tout les documens utiles que n'auraient pu renfermer les autres. C'est avec intention que l'on a décrit les principales ramifications des artères dans les figures VII, VIII, IX, X, XVI. Toutefois, il n'est pas inutile d'avertir que dans les six premières figures les parties sont de grandeur naturelle; tandis que les autres acquièrent par le microscope des dimensions quatre fois plus fortes.

Figure I.

Oreille externe avec ses artères; leur principal filament est décrit avec une exactitude scrupuleuse et l'on s'est bien gardé de donner plus d'ampleur au diamètre des branches et des rameaux.

a. Tronc de l'artère occipitale externe.

b. Artère auriculaire postérieure ; on a omis en cet endroit les rameaux qu'elle produit en s'avançant vers l'oreille. Un des rameaux *c* passe par la fente du cartilage, afin de se jeter, par devant, dans le sinus conquéiforme et de se réunir aux branches des artères précédentes de l'organe auditif. Vous voyez ici, en *d*, la branche continuée au-dessus de la branche inférieure de l'artère auriculaire. Une autre branche *e* se montre derrière l'oreille, une troisième branche *f* appartient à la mastoïdienne.

g. Artère transversale de la figure, avec l'artère se dirigeant vers la glande parotide.

h. Plusieurs artères auriculaires qui montent derrière le bout de l'oreille et viennent se réunir au conduit de l'ouie.

i. Division de l'artère occipitale externe en *k*, artère occipitale interne, et, en *lm*, artère temporale, qui, étant une continuation de l'artère occipitale externe, s'avance après bien des détours, à travers la glande parotide ; elle produit des ramification qui se dirigent vers la glande parotide et la peau qui couvre cette partie, et de plus, *n*, l'artère auriculaire antérieure, qui se divise en branches inférieure et supérieure, dont les rameaux viennent, comme on le voit dans cette figu-

(55).

re, se perdre dans la partie antérieure de l'o-
reille externe.

Figure II.

Elle représente les nerfs cutanés de l'oreille
externe.

A,A. Oreille externe vue par derrière.

B. canal du conduit auditif, coupé en cet endroit, qui correspond au point U de la troisième
et de la quatrième figure.

a,b,c. Trois branches du grand nerf auriculaire
qui part du troisième nerf du cerveau. Les rameaux de ces branches arrondies disséminent la
plupart de leurs filamens à travers la peau qui recouvre la partie postérieure de l'oreille et de plus
un rameau remarquable, *dd,* qui se rend, par une
ouverture, du cartilage au sinus conquéiforme
et se répand vers les parties antérieures, de la
même manière que les artères dans la première
figure.

Figure III.

Face horizontale de l'oreille externe du côté
droit, coupée perpendiculairement par le mi-

lieu du conduit auditif, et la membrane du tympan. La direction de cette section passerait par
les points *m*, *c* et *b* de la dernière figure de la
première planche. Le dessin a été copié d'après
un modèle de tête d'un jeune homme de dix-
huit ans. Après divers essais cette manière de figurer le conduit auditif m'a paru la meilleure,
parce que elle en démontre parfaitement les
diverses courbures, et les parties qui se succè-
dent, tantôt plus étendues, tantôt plus res-
serrées.

a. Peau de la figure qui précède immédiatement le milieu de l'oreille externe.

b à *g*. Moitié de l'oreille externe.

b. Lobe de l'oreille.

c. L'antitragus, sans être partagé avec le
scalpel.

d. Tragus coupé en deux parties égales.

e. Anthélix.

f. Helix.

g. Épaisseur de la peau qui couvre l'oreille
externe, et qui s'étend ensuite à la partie antérieure du conduit auriculaire.

h. Epaisseur entre la peau et le muscle temporal.

i. Fibres charnues du muscle temporal.

k,k. Artères temporales profondes.

l. Enveloppe cellulaire, d'une grosseur re-marquable, dans la partie que l'on nomme la fosse temporale.

m. Fibres musculaires.

n. Partie antérieure du conduit auditif osseux, recouverte de son périoste, et mise à découvert à l'aide d'une scie.

p,q,r. Partie antérieure du cartilage de l'oreille, couverte de sa membrane, laquelle partie parait ici divisée en deux, à cause d'une incisure (Voyez planche première, figure VII, p. 7)

s. Enveloppe cellulaire ligamenteuse, par la-quelle le cartilage de l'oreille tient au conduit auditif osseux.

t,u,w. Partie postérieure du cartilage de l'o-reille, recouverte de son périoste.

x. Enveloppe cellulaire située entre le conduit de l'oreille et le cartilage qui est au milieu de l'articulation de la mâchoire.

y. Perioste de la cavité du tympan qui concourt en *z* avec le périoste du conduit auriculaire, pour former, α6γ, la membrane du tympan, qui est intérieurement, γ, convexe.

5

A,B,C,D. Apophyse mastoïde de l'os temporal, divisée avec la scie.

B. Petites cavités ou cellules, recouvertes d'un périoste qui leur est propre et de la membrane muqueuse, autrement dites, cellules mastoïdes.

C. Cellules remplies d'une moëlle, connue sous le nom de Diploë.

E,F,G,H. Dure-mère qui recouvre l'apophyse mastoïde dans la cavité du crâne.

F. Face interne tournée vers le cerveau.

G. Sinus transversal situé entre les lames de la dure-mère.

I. Périoste de l'apophyse mastoïde.

K. Tendon du muscle sterno-mastoïde.

L. Enveloppe adipeuse entre le tendon du sterno-mastoïdien et la peau, située près de l'oreille.

M,N. Peau située près de l'oreille, qui enveloppe en N,O,P le cartilage de l'oreille externe; et devenue tout-à-coup plus mince en P,Q, passe dans le conduit auditif, pour se rendre ensuite à la faible membrane Q,R, qui recouvre la partie osseuse du conduit auriculaire, enfin à la membrane même du tympan.

S,T,U,V,W. Moitié du conduit auriculaire.

S. Son ouverture.

T. Sa première ou plus grande courbure, dont la convexité est tournée vers les parties antérieures.

U. Sa seconde ou moyenne courbure tournée en arrière, et parconséquent opposée à la première.

W. Sa troisième ou petite courbure, qui est également tournée en arrière.

En l'endroit P, le conduit auriculaire est ordinairement plus étroit qu'en l'endroit T.

En V, il est ordinairement très-ample.

En W, toujours très-étroit, parce qu'il est obliquement fermé par la membrane du tympan.

T, U. Lieu où l'on aperçoit les ouvertures des glandes qui sécrètent le cérumen ; les plus grandes sont antérieurement situées vers l'endroit U.

La variété remarquable des courbures et de l'amplitude de ce conduit, la ténuité et la subtilité de la membrane S, T, U, V, W, recouvrant sa partie osseuse, se sont facilement ici présentées à ma vue, quand je les ai observées avec soin dans un assez grand nombre de sujets ; aussi méritent-elles la plus grande attention. En effet, comme la plupart des hommes ne connaissent pas la propriété dont jouit l'entrée du magnifique organe de l'ouie, non-seulement ils en tourmentent imprudemment, mais souvent ils en détruisent le vestibule, au point que j'ai vu en résulter comunément une surdité incurable. Il faut éviter d'enlever, tout le cérumen, à moins qu'un médecin ne pense que sa trop grande quantité ne soit produite par une affection morbide de cette partie. En effet, la nature a voulu qu'en l'endroit T, U, il y en eût assez non - seulement pour écarter, comme on le pense ordinairement, les insectes qui chercheraient à entrer dans l'oreille, mais encore pour diminuer convenablement l'intensité des rayons sonores. On se nuit, quand, par un soin trop minutieux de propreté, on nettoie le conduit auditif avec un cure-oreille; je dis plus, on s'expose à un très-grand danger, et ce que j'ai souvent vu, l'hémorragie, la carie, et même la surdité résultent de l'introduction d'aiguilles de tête ou d'autres fers recourbés et aigus, au-delà de l'endroit U, dans l'oreille ou plutôt dans le conduit auriculaire. Car on rompt très-facilement les membranes minces qui, aux points N, L, Q, R, recouvrent légèrement la substance osseuse qui en est enveloppée, bien que la superficie seulement soit privée de sensibilité. Ces accidens m'ont paru assez graves pour que je représente de nouveau en plâtre le conduit auditif dans les figures suivantes.

Figure IV.

Modèle en plâtre du conduit auriculaire.

Les endroits S,T,U,V,W, répondent à ceux qui sont désignés par les mêmes lettres dans la troisième figure.

La protubérance W, répond au sinus de la membrane du tympan.

a,b. Marquent les endroits où le modèle a été fendu, pour montrer la véritable configuration du tube ou canal du conduit auditif.

Figure V.

Diamètre du conduit auriculaire, coupé au point *a*, figure IV, ou entre les points U et V, figure III. En comparant cette figure avec la seconde, au point B, on reconnaîtra parfaitement combien l'amplitude et la forme du conduit diffèrent en cet endroit, à considérer la chose tant du point B que dans la figure VI.

Figure VI.

Diamètre du conduit auriculaire, coupé au point *b*, Figure IV, ou au point V W, figure III.

Figure VII.

Face extérieure de la membrane du tympan prise à droite, et dans une grandeur quadruple, au microscope, pour montrer l'espèce de réseau qu'y forment les artères.

a,b. Manche du marteau, remarquable par la lame extérieure de la membrane du tympan, qui, assez ordinairement, se trouve sur le côté, accompagnée de quelques artères.

Figure VIII.

Intérieur de la cavité du tympan, sa membrane étant enlevée pour laisser apercevoir la direction de l'artère. Cette figure et la précédente, dont elle est en quelque sorte la continuation, montre les parties quatre fois plus grandes que nature.

a. Marteau attaché, soit par la membrane capsulaire, soit par le périoste, avec l'enclume *b*.

c. Étrier.

d. Saillie qui fait découvrir la convexité de la conque à son origine, appelée métaphoriquement le promontoire de la conque.

e. Enfoncement qui conduit à la fenêtre ronde.

Figure IX.

Labyrinthe, représenté dans une grandeur quatre fois plus forte, pour faire voir intérieurement la véritable direction des artères.

a,a. Premier contour de la conque coupée par le milieu.

b. Face interne recouverte de son périoste.

c. Partie osseuse de la lame spirale dans le premier contour.

d. Vestibule.

e. Demi-canal.

G. Grand canal demi-circulaire.

K. Moyen canal demi-circulaire.

M. Canal commun où se réunissent le grand et le moyen canal.

L. Petit canal demi-circulaire.

f. Artère du labyrinthe, qui prend naissance de l'artère de la protubérance annulaire et aboutit à la conque par quatorze branches et au vestibule par deux autres, *g*, *g*.

Ces quatorze branches avec leurs rameaux disposés en rayons, ne s'étendent pas sous la forme spirale, ainsi que Duverney l'a fait figurer, du milieu de la conque vers la circonfé-rence, soit dans la lame spirale *h,h*, soit dans le périoste de la conque *i,i*. Les artères du grand canal demi-circulaire G, et du petit canal K, sui-vent, avec leurs principales branches, la direc-tion de ces canaux.

Figure X.

Etrier recouvert de son périoste, représenté avec ses artères, sous une forme quatre fois plus grande que nature.

Figure XI.

Cette figure représente ici la plus grande moitié du limaçon ou de la conque droite coupée perpendiculairement, par le milieu de son axe. La direction de cette section, a été tracée pour répandre plus de clarté dans la première figure de la troisième planche linéaire. On voit égale-ment, d'après la comparaison avec cette troi-sième planche, que chaque section du limaçon est quatre fois plus grande.

a. Face extérieure de l'enveloppe de la conque.

o. Axe de la conque, par les petit canaux duquel le nerf auditif aboutit à la lame spirale.

I, I. Premier contour de la conque.

II, II. Second contour.

III, III. Sommet ou partie du troisième contour.

c à *i*. Lame spirale de la conque.

c,d. Origine dela lame spirale, présentée de manière à montrer entièrement la face supérieure.

e. Continuation de la lame spirale que sa direction fait mieux reconnaître à partir de la face inférieure.

f. Lame spirale au commencement du second contour, tournée de manière à exposer de nouveau la face supérieure.

g. Continuation de la lame spirale dans le second contour, où elle présente encore la face inférieure.

h. Lame spirale au commencement du troisième contour, offrant encore la face supérieure.

i. Fin de la lame spirale dans l'entonnoir.

1 à 7. Rampe inférieure de la conque du tympan; soit plus resserrée, soit fermée. L'ordre arithmétique des nombres indique les degrés de la

rampe, c'est-à-dire que la rampe s'élève depuis 1
jusqu'à 2, depuis 2 jusquà 3, ainsi de suite.

d à *h*. Rampe supérieure de la conque, soit plus
ample, soit étendue vers le vestibule. L'ordre al-
phabétique des lettres indique les degrés de la
rampe, car celle-ci s'élève de *d* à *e*, de *e* à *f*,
ainsi de suite.

7. Endroit où se réunissent les rampes supérieures et inférieures.

i,6. Entonnoir coupé presque par le milieu.

m. Petite saillie osseuse à laquelle tient, vers sa
fin, la lame spirale.

n,*n*. Très-grand diamètre de la conque, auquel
répond la ligne ponctuée, *c-x*, dans la première
figure de la troisième planche.

Figure XII.

Seconde moitié ou petite partie de la conque
coupée perpendiculairement par le milieu de
son axe. Voulant faire mieux comprendre comment cette petite partie se rapporte à la grande,
que représente la figure précédente, j'ai marqué
des mêmes nombres et des mêmes lettres, dans
les deux figures, ces parties qui n'en faisaient
qu'une avant la dissection.

Figure XIII.

Sommet de la conque, assez découvert pour montrer nettement l'extrémité infundibuliforme de la lame spirale.

7. Axe de la conque.

II,*g*,4. Partie restante du second contour de la conque.

4,5,6. Rampe inférieure, dont l'ordre des lettres indique la saillie.

g,*h*,8.Partie élevée de la lame spirale de la conque.

g. Partie de la lame spirale sortant du second contour, se portant au contour de l'axe 7 , dans le troisième contour *h*, d'où elle se dirige ensuite de l'endroit 6, en forme d'entonnoir, vers 8, et est attachée au couvercle du sommet 9.

Figure XIV.

Partie osseuse de la conque coupée dans une direction contraire à celle qu'indique, vers +-+, la septième figure de la troisième planche linéaire, sous une forme quatre fois plus grande que nature. Ici, on voit en quelque sorte l'inté-

rieur de cette partie de la conque, que représente cette figure entre les points *f,a,* + +.

I. Premier contour de la conque.

II. Second contour.

III. Troisième contour.

a. Sommet de la conque.

b. Axe de la conque.

c. Canal dans la pyramide de l'os temporal ,
pour recevoir le nerf auditif.

d. Canal osseux, pour recevoir les nerfs auditif et facial.

e,f,g,h,i. Partie osseuse de la lame spirale.

g,h. Pointe recourbée de la lame spirale.

1,2,3,4,5. Rampe inférieure de la conque, qui
s'élève par degrés dans l'ordre que les lettres indiquent.

k,l,m,n. Rampe supérieure de la conque, qui
s'élève dans l'ordre successif des lettres.

Figure XV.

Réceptacle osseux de la conque, coupé par le
milieu dans une pareille direction que dans la
onzième figure. Ce dessin a été fait d'après un
corps humain un peu grand. Aussi, dans cette
figure on reconnaîtra, au premier coup d'œil ,

la situation, l'épaisseur et la forme de la partie
osseuse de la lame spirale. Il en sera de même en
comparant la septième figure de la troisième
planche avec la huitième. C'est pourquoi on a
jugé à propos de ne marquer par des signes que
les objets qui font distinguer cette figure de la
onzième.

a. Canal osseux pour recevoir les nerfs auditif et facial.

b. Section de l'axe de la conque avec les petits
canaux profonds qui, dans un sujet frais, sont
remplis par le nerf auditif.

c. Ouverture entre la partie osseuse de la lame
spirale et le réceptacle de la conque.

d,d. Lame osseuse comme sortant de l'axe.

e. Point recourbé ou extrémité de la lame spirale osseuse.

Tout le reste est expliqué dans la figure XI.

Figure XVI.

Face supérieure de la lame spirale. Cette figure, qui doit être comparée avec la onzième
de la troisième planche, offre non-seulement la
lame spirale, mais encore la situation, la gran-

deur et la forme des quatre stries qu'on y remarque; ensuite les nerfs, dispersés à son sommet,
sous les formes de plumes, et les rameaux des
artères.

Cette figure achève donc de donner une idée
complète de la lame spirale représentée dans la
onzième figure de la troisième planche.

Figure XVII.

Face interne ou convexe de la petite membrane
du tympan, fermant l'entrée de la conque. La
cinquième figure de la troisième planche présente la face externe concave.

Figure XVIII.

Vésicule elliptique du grand canal demi-circulaire, représentée presque vingt fois plus grande
que nature, afin d'exposer nettement les subdivisions des nerfs sous forme de rayons. On peut
au reste la comparer avec la onzième et la douzième figure de la troisième planche.

a,a. Vésicule elliptique.

b,b. Sa jonction avec la cavité commune.

c,d. Tube dans lequel elle communique.

d. Ouverture du tube.

e. Ramification du nerf acoustique tenant à la vésicule ; il se présente sous la forme d'une tache blanche, d'où partent des rayons sous forme de réseau *f, f, f*.

Figure XIX.

Forme réelle de l'orifice du tube *c, d* représenté dans la figure XVIII, où on le voit dans une position droite. J'ai reconnu non-seulement à la vue, mais encore en les remplissant de mercure, que c'étaient de véritables tubes.

Figure XX.

L'éventail nerveux de la cavité commune que nous avons déjà offert dans la onzième figure de la troisième planche, ici représenté sur une échelle presque vingt fois plus grande.

a, b. Les deux ramifications artérielles.

Figure XXI.

Partie de la lame spirale de la conque, vue vingt fois plus grande que nature.

a,a. Lame spirale s'éloignant de l'axe.

b. Cavités entre les cloisons osseuses pénétrées par les nerfs.

b,c. Partie osseuse de la lame spirale.

c,d. Partie de la lame spirale dans laquelle on remarque en haut un renflement du nerf.

d,e. Partie membraneuse et demi-transparente de la lame spirale

f,g. Epanouissement de la lame spirale pour se confondre avec le périoste, tapissant la conque à l'intérieur.

Figure XXII.

Face interne de la vésicule elliptique, montrant comme dans la figure XVIII le réseau artériel. La contexture propre de ce réseau est rendue avec le plus grand soin.

CINQUIÈME PLANCHE.

Pour achever ces tableaux de l'organe de l'ouïe, il m'a semblé qu'il serait très-utile de tracer ici les différentes parties osseuses du crâne, tant pour sa situation que pour la grandeur, d'après la tête d'un adulte.

Comme Albinus a très-bien exprimé la base

du crâne de l'homme, j'ai cru qu'il était conve-
nable d'offrir le dessin du crâne d'une femme.
Cette esquisse du crâne m'a paru suffisante pour
mieux faire connaître la disposition de l'organe
de l'ouïe. Je n'ai noté presque toujours que le
côté droit, afin que la multiplicité des caractères
n'apportât point de confusion.

a. Os nasal droit.

b,c,d,e,f,g,h. Os frontal.

d,e,f,i. Lame criblée de l'os ethmoïde.

k,l,m,n,o. Os pariétal.

p,q,r,s,t,u. Os temporal.

s,t,u. Partie squammeuse.

p,q,u. Partie pyramidale.

q,r. Partie mastoïde de cet os.

i,v,w,x,z. Os basilaire.

i. Petite aile.

v. Selle.

w. Sa déclinaison.

x. Partie cunéïforme.

z. Partie occipitale.

1. Canal artériel du cerveau.

2. Canal du nerf acoustique et du nerf facial.

3. Fente située en avant de la fibre qui fait
communiquer la seconde ramification du cinquième nerf cérébral avec le nerf facial.

6

4. Petit sinus en avant du tronc du cinquième nerf cérébral.

5. Extrémité de l'aqueduc du vestibule.

Nous n'avons pas cru devoir désigner de nouveau les parties ombrées qui sont situées dans la pyramide fracturée et préparée pour cet objet, et qui d'ailleurs ont été suffisamment expliquées par la comparaison des planches précédentes. On reconnaîtra sans peine dans cette figure et le conduit auditif qui s'avance sous la membrane du tympan, et le sillon annulaire, figurant le contour de cette membrane, et cette membrane elle-même convexe à l'intérieur, puis le marteau, l'enclume, l'étrier, la conque, le vestibule, le petit canal tubéiforme, enfin le grand canal demi-circulaire qui est inférieur ou postérieur, le canal moyen, qui est supérieur ou antérieur, et le plus petit canal situé au milieu, ou externe.

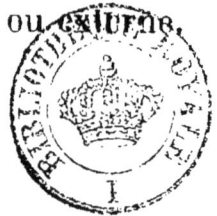